- Stoffwechsel Beschleunigung -

- SCHNELL und gesund ABNEHMEN -

- durch eine BESCHLEUNIGTE Fettverbrennung -

Diätplan und Fatburner Kochrezepte

Stoffwechsel beschleunigen!!!

Inhaltsverzeichnis

Vorwort 1
Die verschiedenen Stoffwechsel Typen 3
    Der Normale (mesomorphe) Stoffwechsel Typ. 3
    Der Schnelle (ektomorphe) Stoffwechsel Typ. 5
    Der Langsame (endomorphe) Stoffwechsel Typ. 5
Welcher Stoffwechsel Typ sind Sie? 7
    Wie funktioniert unser Stoffwechsel? 8
    Die Verdauung ist nicht gleich der Stoffwechsel. 9
    Zentral im Stoffwechsel: Kohlenhydrate, Eiweiß, Fett, Mineralstoffe 10
        Der Kohlenhydratstoffwechsel: *10*
        Der Eiweißstoffwechsel (Aminosäure Stoffwechsel): ... *10*
        Der Fettstoffwechsel: *11*
        Der Mineralstoffwechsel: *11*
Anaboler und kataboler Stoffwechsel 11
    Der Anabolismus: 12
    Der Katabolismus: 12
Die Stoffwechselstörungen 13
Den Stoffwechsel zum Abnehmen ankurbeln? 13
    Die Anzeichen eines gesunden Stoffwechsels. 14
        Nehmen Sie schnell zu? *14*
        Funktioniert Ihre Verdauung? *14*
        Sind Sie stets ausgeschlafen und fit nach dem aufwachen? *15*
        Haben Sie einen gesunden Appetit? *15*
        Ist Ihnen oft warm oder heiß oder frieren Sie häufig und schnell? *15*
    So schalten Sie den Stoffwechsel Turbo ein. 16
        Mehrere dafür kleinere Mahlzeiten am Tag. *16*

Stoffwechsel beschleunigen!!!

Ausreichend Flüssigkeit ist wichtig. 17

Beginnen Sie den Tag mit einem guten Frühstück. 18

Nicht um jeden Preis versuchen Kalorien einzusparen. 18

Ausreichend Omega 3 Fettsäuren zu sich nehmen. 19

Essen Sie gerne scharf? 19

Mehr Eiweiß. 20

Ausreichend Bewegung. 20

Intervall Training oder besser noch Muskelaufbau. 21

Den Stoffwechsel steigern mit Massagen. 22

Lebensmittel die den Stoffwechsel beschleunigen 23

Brokkoli ein wahrer Stoffwechselbooster. 24

Spinat das Superfood überhaupt. 25

Spargel gut zum Wasserlassen. 26

Eier feuern den Stoffwechsel geradezu an. 27

Getränke die den Stoffwechsel ankurbeln. 28

Grüner Tee kann reine Wunder bewirken. 28

Kaffee das falsch verstandene Getränk. 29

Snacks die den Stoffwechsel ankurbeln 31

Ein Apfel am Tag hält den Doktor fern. 31

Wassermelonen halten jung. 33

Gurken regenerieren die Körperzellen. 34

Erdbeeren die wahren Helfer für den Körper. 35

Würzen um den Stoffwechsel anzukurbeln. 36

Zitronen die großen Helfer. 36

Chili der Schlankmacher. 38

Ingwer ein echtes Wundermittel. 39

Einen eigenen Diätplan erstellen. 41

Wie berechnet man den täglichen Kalorienbedarf? 41

Grundumsatz bei Männern (Kalorien je Tag) 42

Stoffwechsel beschleunigen!!!

    Grundumsatz bei Frauen (Kalorien je Tag) *42*

    Täglicher Grundumsatz an Kalorien zuzüglich PAL Wert. *43*

    Kalorienverbrauch beim Sport. *45*

Was tun wir wenn wir Abnehmen möchten? **47**

Rezepte: **49**

    Das Fatburner Frühstück 49

        Zwei Brotscheiben mit Mandelmus & Mango und Schinken & Avocado . *51*

        Power-Porridge *53*

    Der Fatburner Mittagstisch 55

        Rezept Gefüllte Minipaprika mit Rinderhack und Chili *56*

        Spargel-Tagliatelle mit Minz-Pesto und Pinienkernen *58*

    Der Fatburner Snack oder auch Abendessen 60

        Obstsalat mit Papaya und Rosinen *62*

        Fruchtriegel mit Äpfeln *64*

Kalorientabellen **66**

    Kalorientabelle für Obst 68

    Kalorientabelle für Gemüse. 69

    Kalorientabelle für Fleisch. 70

    Kalorientabelle für Fisch. 70

    Kalorientabelle für Milchprodukte und Ei. 71

    Kalorientabelle für Nudeln. 71

    Kalorientabelle für Backwaren. 72

    Kalorientabelle für Alkohol. 72

    Kalorientabelle für Fast Food. 73

Zusammenfassung **74**

    Wie gehen wir also nun vor? 75

    Schritt 1: 75

        Wir berechnen den Grundbedarf der Kalorien. *75*

Stoffwechsel beschleunigen!!!

Schritt 2 75
   Wir ermitteln den sogenannten PAL Wert. 75
Schritt 3 76
   Wir erstellen einen individuellen Diätplan. 76
Schritt 4 76
   Nun verwenden wir die Kalorientabellen. 76
Schritt 5 76
   Wir fügen die Kalorien für sportliche Betätigung in unsere Tabelle ein. ... 76
Schritt 6 77
   Abnehmen oder nicht?. 77

Stoffwechsel beschleunigen!!!

Vorwort

Haben Sie auch Menschen in Ihrem Umfeld. Die scheinbar essen können was sie wollen. Und noch schlimmer sogar soviel sie wollen. Und trotzdem sind die auch noch immer schön schlank. Mein Opa gehörte zu diesen Menschen und meine Mutter auch. Doch bei mir sieht dies leider so ganz anders aus. Oftmals habe ich das Gefühl. Meine Mutter isst ein Stück Kuchen und bei mir am Bauch klebt es am Ende.

Das hängt mit dem Stoffwechsel zusammen. Manche Menschen verbrennen Fett von Natur aus besser und schneller. Andere haben einen eher langsamen oder gar trägen Stoffwechsel. Auch unterscheidet man in unterschiedliche Stoffwechsel Typen. Darauf möchten wir hier in diesem Buch mal einen Blick werfen.

Bei uns allen ist der Stoffwechsel Typ genetisch festgelegt. Trotzdem können wir hier aber auch einiges dafür tun. Dass unser Stoffwechsel so richtig in die Gänge kommt. Sie dürfen somit wirklich hoffen. Dass auch Sie weniger Probleme mit den ständig wiederkehrenden Speckröllchen haben werden.

Ein guter und vor allem schneller Stoffwechsel ist gesundheitlich in vielerlei Hinsicht besonders wichtig. Zum einen sind wir deutlich Leistungsfähiger. Aber auch die lebenswichtige Entgiftung funktioniert reibungsloser und wesentlich besser. Allein das sorgt schon für eine deutlich höhere Lebensqualität. Ganz nebenbei hat man noch weniger Probleme mit den lästigen Pfunden.

Wir leben also wesentlich aktiver. Wie genau das funktioniert und vor allem wie auch Sie Ihr Leben in dieser Hinsicht deutlich verbessern. Das klären wir hier in diesem Buch.

Die verschiedenen Stoffwechsel Typen.

Hier unterscheidet man in drei verschiedene Stoffwechsel Typen. Den mesomorphen, endomorphen und ektomorphen Stoffwechsel Typen. Keine Angst, das klingt jetzt etwas wissenschaftlich. Doch im Grunde genommen bedeutet das nichts anderes wie: Der Normale, der Langsame und der Schnelle Stoffwechsel Typ. In diesem Kapitel klären wir ganz genau was diese bedeuten und wo die Unterschiede liegen. Sie werden also wissen zu welchem Typ Sie sich zählen können.

Der Normale (mesomorphe) Stoffwechsel Typ.

Der Normale Stoffwechsel Typ der darf sich eigentlich glücklich schätzen.

Männer mit einem normalen Stoffwechsel haben meistens schön definierte Muskeln. Und bauen im Fitness Studio auch schnell Muskeln auf. Sind fit, haben eine schöne Haut und ausgeprägte Gesichtszüge. Und beneidenswert auch volles Haar.

Frauen mit normalem Stoffwechsel verfügen über eine gute Figur. Sind fit und haben eine schöne Haut und Fingernägel. Volles Haar und bekommen im Fitness Studio schnell wohl definierte Muskeln.

Der Normale Stoffwechsel Typ neigt in der Regel nicht zu

Übergewicht. Nimmt aber zu bei zu wenig Bewegung und zu viel Nahrung. Zu viele Kalorien über längeren Zeitraum führen hier natürlich zu Gewichtszunahme. Bei ausreichender Bewegung besteht hier aber wenig Gefahr.

Der Schnelle (ektomorphe) Stoffwechsel Typ.

Der Schnelle Stoffwechsel Typ ist immer schlank.

Männer mit einem schnellen Stoffwechsel sind meistens groß mit langen Gliedmaßen. Und wirken eher schlaksig. Hat oft dünnes Haar und baut im Fitness Studio nur extrem schwer Muskeln auf. Setzt dafür aber auch kein Fett an.

Frauen mit schnellem Stoffwechsel sind meist dünn und haben ebenso dünnes Haar. Oftmals auch leicht brechende Fingernägel. Und häufig einen kleineren Busen. Beim Gang ins Fitness Studio sieht man meistens keine Veränderung.

Der schnelle oder ektomorphe Stoffwechsel Typ verbrennt viele Kalorien in kürzester Zeit. Er kann zu jeder Zeit essen was er möchte. Und auch soviel er möchte und scheint einfach kein Gramm zunehmen zu wollen. Klingt erst mal beneidenswert. Doch fragt man diesen Typ. So sind sie nicht zufrieden damit.

Der Langsame (endomorphe) Stoffwechsel Typ.

Der Langsame Stoffwechsel Typ ist eher klein und rundlich.

Männer mit langsamem Stoffwechsel sind häufig kleiner und vor allem rundlich. Mit eher schütterem Haar und wirken rund und weich. Nimmt schnell zu. Kann aber im

Fitness Studio ebenso schnell Muskeln aufbauen. Muss aber auch immer auf die Kalorien achten.

Frauen mit langsamem Stoffwechsel sind häufig von etwas gedrungener Statur mit etwas großem Busen. Jede zugeführte Kalorie zeigt sich an den Hüften. Oftmals leicht fettiges Haar, jedoch gute Fingernägel. Sie tun sich auch schwer beim Gang ins Fitness Studio.

Der langsame Stoffwechsel Typ hat immer mit dem Gewicht zu kämpfen. Und nimmt selbst dann zu wenn andere essen. Man braucht eigentlich ein Stück Kuchen nur anzuschauen. Und schon hat wieder ein Kilo mehr auf der Waage. Oft ist es auch schwer sich das Kilo wieder abzutrainieren. Wirkt dafür aber nie dünn oder gar krank. In der Regel wirkt der Typ häufig recht gesund und proper.

Welcher Stoffwechsel Typ sind Sie?

Leider haben wir keinen Einfluss darauf zu welchem Stoffwechsel Typ wir gehören. Das wird uns einfach mit in die Wiege gelegt. Doch wenn wir zum langsamen Typ gehören. Dann können wir sehr wohl einiges tun um diesen zu beschleunigen.

Es ist anzunehmen, dass Sie zu dem Langsamen Stoffwechsel Typ gehören. Sonst hätten Sie sich wahrscheinlich nicht dieses Buch zugelegt.

Eine ganz große Rolle spielt aber auch das Alter. Ab ca. dem vierzigsten Lebensjahr verlangsamt sich bei uns allen der Stoffwechsel. Studien sprechen ab dem vierzigsten Lebensjahr davon, dass der Stoffwechsel alle 10 Jahre um ca. 5% langsamer wird.

Da liegt auch der Grund. Warum wir alle mit zunehmendem Alter etwas Bauchspeck anlegen. Und es auch immer schwerer fällt diesen wieder los zu werden. Es liegt aber auch mit daran, dass man mit zunehmendem Alter immer weniger Bewegung hat. Man ermüdet einfach schneller und hat auch nicht mehr soviel Kondition. Wie in jüngeren Jahren. Auch verändern sich natürlich die Interessen. Wir rennen nicht mehr ständig draußen rum. Wie man das im Teenie-Alter so macht.

Wie funktioniert unser Stoffwechsel?

Der Stoffwechsel macht das Leben erst möglich. Auch hat jeder das Wort Stoffwechsel sicherlich schon häufig gehört. Doch was ist Stoffwechsel überhaupt?

Guter Stoffwechsel, schlechter Stoffwechsel, den Stoffwechsel beschleunigen, ankurbeln, in die Gänge bringen. Das Wort Stoffwechsel allein hört man häufiger und wird oft angewendet. Doch verwechseln die meisten den Stoffwechsel mit der Verdauung. Hierbei handelt es sich nicht um dasselbe. Es sind zwei verschiedene Dinge. Richtig ist hier: Stoffwechsel auch Metabolismus genannt. Ist die Grundlage aller lebenswichtigen Vorgänge im Körper.

Unter Stoffwechsel versteht man grob gesagt alle Biochemischen Vorgänge im Körper. Die uns am Leben halten. Die durch die Verdauung zugeführten Nähstoffe werden in den Zellen verstoffwechselt. Oder auch abgebaut und oder umgewandelt. Zu neuen Produkten aufgebaut. Das ist der eigentliche Stoffwechsel. Wie der Name schon sagt. Der Stoff wird gewechselt. Bei der Verdauung findet lediglich ein zerlegen der Mahlzeit in die einzelnen Bestandteile wie Mineralstoffe, Vitamine oder ähnliches statt.

Wichtig für den Stoffwechsel sind außerdem Hormone und Enzyme. Der Stoffwechselprozess wird wesentlich durch das Hormon- und Nervensystem gesteuert. Aber auch

Umweltfaktoren beeinflussen den Stoffwechsel, etwa die Temperatur. Das wichtigste Stoffwechselorgan ist die Leber.

Die Verdauung ist nicht gleich der Stoffwechsel.

Damit der Körper alle seine Aufgaben erfüllen kann, benötigt er Energie. Bereitgestellt wird diese Energie aus den Makronährstoffen Kohlenhydrate, Fette und Eiweiße, die wir mit der Nahrung aufnehmen. Die Verdauung ist gewissermaßen die Voraussetzung für Stoffwechsel. Im Magen und im Darm werden die Nährstoffe in ihre Bestandteile zerlegt. Kohlenhydrate werden zu Einfachzuckern, Eiweiße zu Aminosäuren, Fette zu Fettsäuren und Glyceriden abgebaut. Der Darm kann Nährstoffe nur in ihrer zerlegten Form resorbieren.

Anders gesagt: Sie werden so klein gespalten, dass der Darm sie aufnehmen und ins Blut überführen kann. Das Fett wird für das Blut extra transportfähig gemacht.

Der Blutkreislauf ist quasi das Verteilungsmedium. Er ist die Straße, welche die Nährstoffe in sämtliche Zellen des Körpers schleust. Ist von "Nahrung verstoffwechseln" die Rede, ist damit der Prozess gemeint, der nach der Verdauung und dem Transport über die Blutbahn in den Zellen passiert.

Zentral im Stoffwechsel: Kohlenhydrate, Eiweiß, Fett, Mineralstoffe

Es gibt verschiedene Arten von Stoffwechsel, zum Beispiel benannt nach den Substanzen, die dabei verarbeitet werden:

Der Kohlenhydratstoffwechsel:

In der Verdauung wurden die komplexen Kohlenhydrate aus der Nahrung in Einfachzucker (zum Beispiel Glukose, Fruktose) zerlegt. Die Zuckermoleküle gelangen über das Blut in die Zellen, wo der eigentliche Stoffwechselprozess stattfindet. Der Körper kann aus den Einfachzuckern Energie gewinnen. Steht gerade genügend Energie zur Verfügung, wird der Einfachzucker in der Leber und der Muskulatur zu neuen Stärkemolekülen (Mehrfachzucker) zusammengesetzt und gespeichert.

Der Eiweißstoffwechsel (Aminosäure Stoffwechsel):

Bei der Verdauung von Eiweißen entstehen Aminosäuren. Diese gelangen über die Blutbahn in die Zellen. Dort dienen sie einerseits zur Energiegewinnung; andererseits benötigt sie der Körper zum Aufbau von Muskelzellen, Hormonen und Enzymen.

Der Fettstoffwechsel:

Fett dient der Energiegewinnung in den Zellen und ist außerdem der wichtigste Energiespeicher. Schließlich wird Fett unter anderem für die Bildung von Hormonen und Botenstoffen benötigt. Was der Körper nicht braucht, speichern die Fettzellen für "schlechte Zeiten".

Der Mineralstoffwechsel:

Hier wird zum Beispiel Kalzium und Phosphor zum Aufbau der Knochen bereitgestellt. Kalziumionen sind etwa auch für die Muskelarbeit unerlässlich.

Anaboler und kataboler Stoffwechsel

Im Zusammenhang mit Stoffwechsel hört man auch oft Begriffe wie Anabolismus und Katabolismus – beides sind Formen und Phasen des Metabolismus, also des Stoffwechsels.

Der Anabolismus:

So bezeichnet man bei Lebewesen den Aufbau von Stoffen. Als Beispiel kann wiederum der Kohlenhydratstoffwechsel dienen: Ein Teil der Einfachzucker, die vom Blut in die Zellen gelangen, wird in der Leber und den Muskelzellen wieder zu Stärkemolekülen aufgebaut und gespeichert. Im engeren Sinn wird Anabolismus oft mit Eiweißaufbau, speziell in Muskeln, in Verbindung gebracht.

Der Katabolismus:

So wird der Abbau von Stoffwechselprodukten von komplexen zu einfachen Substanzen genannt, um daraus Energie bereitzustellen. Anders gesagt: Die in den verschiedenen Depots gespeicherten Nährstoffe werden wieder in ihre Einzelbestandteile abgebaut und verbraucht, wenn der Körper Energie benötigt.

Um beim Beispiel Kohlenhydratstoffwechsel zu bleiben: Im anabolen Stoffwechsel wurde Stärke in der Leber und Muskulatur gespeichert. Im katabolen Stoffwechsel wird diese Stärke wieder zu

Einfachzuckern abgebaut und dem Körper in Form von Glukose zur Verfügung gestellt, so dass der Blutzuckerspiegel konstant bleibt und die Muskeln daraus Energie gewinnen können.

Die Stoffwechselstörungen

Eine Stoffwechselstörung liegt vor, wenn die Verwertung einzelner Nährstoffe nicht richtig funktioniert und die Substanz nicht dort ankommt, wo sie gebraucht wird. Wenn der Stoffwechsel gestört ist, können verschiedene Krankheiten entstehen.

Die Zuckerkrankheit (Diabetes mellitus) ist zum Beispiel eine Erkrankung des Kohlenhydratstoffwechsels. Auch der Fettstoffwechsel, Eiweiß- und Mineralstoffwechsel kann gestört sein. Hier gibt es einige Krankheitsbilder.

Den Stoffwechsel zum Abnehmen ankurbeln?

Wir Menschen verbrauchen unterschiedlich viel Energie zum Erhalt unserer Körperfunktionen. Das ist wahrscheinlich genetisch bedingt. Es gibt Menschen, die in Ruhe mehr Energie verbrauchen, also einen höheren Grundumsatz haben, als andere. Der Grundumsatz schwankt von Mensch zu Mensch sehr stark.

In über 1000 Messungen haben Experten eine Schwankungsbreite zwischen 800 und 4.700 Kilokalorien pro Tag festgestellt. Diesen Energieverbrauch in Ruhe kann man nicht in Schwung bringen, erhöhen oder ankurbeln. Durch Bewegung kann der Energieverbrauch – und damit der Energiestoffwechsel – aber selbstverständlich gesteigert werden.

Die Anzeichen eines gesunden Stoffwechsels.

Schauen wir uns dazu zuerst einmal an wie ein gesunder Stoffwechsel sein sollte. Bzw. welche Anzeichen es dafür gibt. Das ist dann unsere Grundlage dafür. Ob Sie Ihren Stoffwechsel beschleunigen sollten oder nicht. Dafür sollten wir nun gemeinsam folgende Fragen beantworten.

1. Nehmen Sie schnell zu?
2. Funktioniert Ihre Verdauung?
3. Sind Sie stets ausgeschlafen und fit nach dem aufwachen?
4. Haben Sie einen gesunden Appetit?
5. Ist Ihnen oft warm oder heiß?

Nehmen Sie schnell zu?

Gehören Sie zu den Personen die schnell zunehmen. Man also jede kleine Sünde direkt auf der Waage zu sehen bekommt. Dann wäre dies ein Anzeichen dafür, dass Sie Ihren Stoffwechsel beschleunigen sollten.

Funktioniert Ihre Verdauung?

Ist Ihre Verdauung gut. Oder anders gesagt haben täglich mindestens einmal ganz normalen Stuhlgang. Dann Arbeitet Ihr Stoffwechsel gut. Gehen Sie hingegen eher unregelmäßig oder manchmal sogar über Tage gar nicht aufs Klo. So arbeitet Ihr Stoffwechsel eher zu langsam.

Sind Sie stets ausgeschlafen und fit nach dem aufwachen?

Gehören Sie zu den Menschen die morgens immer etwas Anlaufzeit benötigen. Sie brauchen also immer erst mal einen Kaffee um wach zu werden. Oder fühlen sich in der Regel Müde, matt und abgeschlagen. Dann arbeitet Ihr Stoffwechsel zu langsam. Geht es Ihnen so. Dann sollten Sie Ihren Stoffwechsel beschleunigen.

Haben Sie einen gesunden Appetit?

Haben Sie immer schnell wieder Hunger. Können Sie viel essen im Vergleich zu anderen Personen. Und ganz wichtig. Nehmen Sie dabei nicht zu. Dann ist Ihr Stoffwechsel recht schnell und arbeitet gut. Trifft dies eher nicht zu. Essen Sie etwas und haben über Stunden einen vollen Bauch und so ein Völlegefühl. Dann sollten Sie Ihren Stoffwechsel unbedingt in die Gänge bringen und beschleunigen.

Ist Ihnen oft warm oder heiß oder frieren Sie häufig und schnell?

Ist Ihr Stoffwechsel eher zu langsam, dann gehören Sie zu den Menschen die häufig und schnell frieren. Oder brauchen abends auf der Couch beim Fernsehen immer auch eine warme Decke zum einkuscheln. Weil Ihnen sonst kalt wird. Sie haben einfach das Gefühl schnell auszukühlen. Dann sollten Sie Ihren Stoffwechsel auch in die Gänge bringen.

So schalten Sie den Stoffwechsel Turbo ein.

Schauen wir uns hier mal 10 Grundlagen an. Wie Sie Ihren Stoffwechsel beschleunigen können. Keine Angst bei der Überschrift. Wir werden es hier nicht übertreiben. Doch ich möchte hier aufzeigen. Was Sie unternehmen können. Ihren Stoffwechsel zu beschleunigen. Somit auch schnell und gesund abnehmen. Und sich körperlich auch wieder so richtig rundum wohl fühlen können.

Leider gehöre ich auch zu den Menschen die gerne mal ein paar Pfunde zulegen als loszuwerden. Das ist aber auch gleichzeitig der Grund warum ich mich mit den Methoden des Abnehmens durch einen schnelleren Stoffwechsel auch beschäftige. Gerade weil ich mir darüber Gedanken machen muss. Esse ich auch bewusster. Ganz wichtig auch gesünder. Und mache meinem Körper damit auch eine Freude. Durch einen guten Umgang mit Magen, Darm etc.

Es hat also auch so seine guten Seiten, wenn man davon betroffen ist schnell zuzunehmen.

Mehrere dafür kleinere Mahlzeiten am Tag.

Nehmen Sie besser mehrere dafür wesentlich kleinere Mahlzeiten am Tag zu sich. Als zwei oder drei größere. Zum einen ist der Magen Darmtrakt ständig mit der Verdauung beschäftigt. Und zum anderen hält dies auch den Stoffwechsel immer in Gang.

Ein noch ganz wichtiger Faktor hier ist. Dass das Hungergefühl das wir kennen. Nicht etwa davon kommt, dass der Körper wieder Energie benötigt. Das könnte man so vermuten. Trifft jedoch nicht zu. Das Hungergefühl entsteht wenn der Magen sich wieder leert. Darüberhinaus kommt noch hinzu. Wenn wir eine riesen Mahlzeit zu uns nehmen. Dehnt sich der Magen entsprechend aus. Allerdings verkleinert sich der Magen nicht wieder so schnell. Wenn der Magen sich wieder leert. Deswegen haben wir oft nach einer großen Mahlzeit auch schnell wieder das Gefühl Hunger zu haben.

Das umgehen wir indem wir mehrere kleinere Mahlzeiten zu uns nehmen. Der Magen zieht sich entsprechend zusammen und wir bekommen nicht wieder so schnell Hunger. Die Gefahr zu viele Kalorien zu sich zu nehmen verringert sich damit noch zusätzlich.

Ausreichend Flüssigkeit ist wichtig.

Ausreichend Flüssigkeit ist ein ganz wichtiger Faktor. Wenn wir den Stoffwechsel beschleunigen möchten. Viel trinken ist der eigentliche Booster für unseren Stoffwechsel. Die häufigste Ursache für langsamen Stoffwechsel ist nicht ausreichend Flüssigkeit. Trinken wir zu wenig, verlangsamt sich der Stoffwechsel ganz automatisch.

Trinken Sie daher immer ausreichend Wasser. Und zwar stilles Wasser. An heißen Tagen wie beispielsweise im Sommer. Kann man hier auch etwas Zitrone oder Limette rein tun. Kalter Tee ist genauso gut. Jedoch darf man den Tee auf keinen Fall süßen.

Beginnen Sie den Tag mit einem guten Frühstück.

Besonders nach dem Aufstehen am Morgen. Benötigt der Körper Energie um den Stoffwechsel wieder in Gang zu bringen. Der Grund warum manche Menschen am Morgen so müde sind. Oder nur schwer wach werden und nur wenig Energie haben. Liegt darin weil der Stoffwechsel über Nacht heruntergefahren ist. Und nun Energie benötigt um wieder in die Gänge zu kommen. Man sagt nicht umsonst: Das Frühstück ist die wichtigste Mahlzeit am Tag. Manche Menschen behaupten sie können morgens noch nichts essen. Andere wiederum schlafen lieber noch 15 Minuten länger. Bevor sie dann zur Arbeit hetzen. Und lassen das Frühstück aus Zeitmangel am Morgen einfach weg. Das ist ein schwerer Fehler. Nehmen Sie sich die Zeit am Morgen. Oder gewöhnen Sie Ihren Körper daran. Das beschleunigt den Stoffwechsel deutlich.

Nicht um jeden Preis versuchen Kalorien einzusparen.

Viele Menschen sind der Meinung. Dass man hungern müsse um Gewicht zu verlieren. Das stimmt so leider überhaupt nicht. Es ist zwar so. Wenn man ein paar Tage nur ganz wenig zu sich nimmt. Verliert man in den ersten Tagen auch schnell an Gewicht. Das mag ja ein schönes und vor allem schnelles Erfolgserlebnis sein. Doch hier passiert auch folgendes. Der Körper stellt dann auf eine Art Notfall Programm um. Und schraubt den Stoffwechsel deutlich runter. Die Folge ist. Dass der Körper jetzt sogar noch versucht Fettpolster anzulegen. Und genau das trifft dann ein. Wenn man die Essensrationen wieder auf normal umstellt. Der Stoffwechsel ist verlangsamt. Und sofort werden die Polster vom Körper wieder aufgefüllt. Wiederholt man dies öfter. So verschlimmert sich dieser Effekt noch. Was hier passiert, ist der sogenannte Jo-Jo Effekt. Von dem hat sicherlich jeder schon mal was gehört. Vermeiden Sie also zwangsweise zu hungern. Besser ist die Ernährung umzustellen. Auf Nahrung mit etwas weniger Kalorien.

Ausreichend Omega 3 Fettsäuren zu sich nehmen.

Omega 3 Fettsäuren waren lange Zeit mal in aller Munde. Diese sind auch ganz besonders wichtig für einen gesunden und vor allem schnellen Stoffwechsel. Die sind wie Schmiermittel für unseren Stoffwechsel und halte Ihn am Laufen. Darüberhinaus sorgen diese auch für einen ausgeglichenen Cholesterinspiegel und gesunde Blutzuckerwerte. Omega 3 Fettsäuren kommen in Fisch, Meeresfrüchten und Nüssen vor. Wenn Sie also gerne Fleisch essen. Dann stellen Sie besser auf Fisch um.

Essen Sie gerne scharf?

Wer hat nicht schon mal scharf gegessen. Und ist dabei oder kurz danach so richtig ins Schwitzen gekommen. Hier ist schon mehr als deutlich die Reaktion auf unseren Stoffwechsel zu spüren. Man darf es hier aber nicht übertreiben. Aber etwas Chili oder viel Knoblauch ins Essen bringt den Stoffwechsel so richtig in Fahrt. Falls Sie dabei ins Schwitzen geraten. Vergessen Sie nicht ausreichend zu trinken und die ausgeschwitzte Flüssigkeit dem Körper wieder zuzuführen.

Mehr Eiweiß.

Achten Sie darauf, dass Ihre Mahlzeiten mehr Proteine also Kohlehydrate beinhalten. Unser Körper verdaut die verschiedenen Grundstoffe in unserer Nahrung unterschiedlich. Und vor allem auch unterschiedlich schnell. Kohlehydrate und Zucker werden schnell verdaut. Und wir bekommen genauso schnell wieder Hunger. Proteine oder Eiweiß hingegen benötigen viel zeit bei der Verdauung. Das bedeutet unser Magen Darm Trakt ist lange Zeit beschäftigt und wir fühlen uns deutlich länger satt. Hier macht sich am deutlichsten bemerkbar, dass das Hungergefühl nichts mit fehlender Energie zu tun hat.

Ausreichend Bewegung.

Bewegung ist einer der wichtigsten Faktoren die Vorgänge im Körper auf Trab zu halten. Bewegung hält nicht nur Fit. Sondern auch Jung. Das sollte man eigentlich nicht erwähnen müssen. Gehen Sie also drei Mal die Woche ins Fitness Studio oder Radfahren. Walken, ganz egal was. Halten Sie sich in Bewegung. Machen Sie dies aber auch bewusst. Genießen Sie dabei die Natur. Oder was Ihnen eben Spaß bereitet. Auch hier gilt alles immer in Maßen zu machen. Es ist nicht gut sich hier total zu Verausgaben. Das fährt auch nur wieder den Stoffwechsel nach unten.

Machen Sie es so, dass Sie immer Spaß dabei haben. Legen Sie häufiger mal eine Pause ein. So wie es Ihrem Körper noch Freude bereitet. Seien Sie hier auch geduldig mit sich selbst. Wenn Sie schon lange keinen Sport mehr gemacht haben. Werden Sie beim Spazieren gehen schon nach einer kurzen Strecke wahrscheinlich müde werden. Macht nichts. Hören Sie auf, wenn es Ihnen nicht mehr gut tut. Wiederholen Sie es lieber häufiger. Sie werden nach kurzer Zeit feststellen. Dass die Strecken immer länger werden. Und es Ihnen irgendwann nichts mehr ausmacht. Hier ist Geduld besser als übertriebener Eifer.

Intervall Training oder besser noch Muskelaufbau.

Besonders Muskelaufbau Training verbrennt eine Menge Fett. Hier kann der Körper gar nicht anders als sich anzupassen und Stoffwechsel so richtig hochzuschrauben. Zwingt man den Körper praktisch dazu. Muskelmasse aufbauen zu müssen. Legt dieser gleichzeitig auch keine Fettreserven an. Weil er diese Energie bereits in den Muskeln einlagert. Bekommt der Körper keine Energie in Form von Nahrung zugeführt. Baut dieser zuerst Muskelmasse ab. Und verbrennt sozusagen die körpereigenen Muskeln zuerst. Erst danach geht er an die Fettreserven. Macht man nun sogar Muskelaufbau Training. So holt sich der Körper sogar aus den Fettreserven Energie um diese in Muskelmasse anzulegen. Das ist einer der effektivsten Wege Fett abzubauen und gleichzeitig den Stoffwechsel zu beschleunigen.

Den Stoffwechsel steigern mit Massagen.

Massagen sind ebenso besonders gute Stoffwechsel Anreger. Nicht nur, dass dies eine besonders angenehme Art ist den Stoffwechsel in Gang zu bringen. Nein, gleichzeitig wird auch noch die Muskulatur entspannt. Um den Stoffwechsel zu fördern eigen sich besonders gut die Ganzkörpermassage aber auch schon eine anregende Fußmassage besonders die Fußreflexzonenmassage zeigt hier große Wirkung. So können auch diejenigen die, aus welchen Gründen auch immer, keinen Sport machen können oder dürfen. Etwas zur Stoffwechsel Steigerung unternehmen. Ganzkörpermassagegeräte haben auch Ihren Preis. Aber eine Investition in diesen Bereich lohnt sich allemal.

Sie finden die neuesten Modelle der Ganzkörpermassagegeräte hier:

https://www.massage-geraete.info/ganzkoerpermassagegeraete/

Schauen Sie auch in die Sitebar auf der rechten Seite dieser Webseite. Dort finden Sie das aktuell im Preis.- Leistungsverhältnis lohnenswerteste Modell.

Die Fußmassagegeräte finden Sie hier:

https://www.massage-geraete.info/fussmassagegeraete/

Lebensmittel die den Stoffwechsel beschleunigen.

Mit der Nahrung die wir zu uns nehmen. Nehmen wir auch direkten Einfluss auf unser Wohlbefinden, den Stoffwechsel und einige weitere Faktoren die unseren Körper betreffen. Es sollte inzwischen jedem klar sei. Dass sich von Fastfood oder auch Junkfood zu ernähren. Zu keinem guten Ergebnis führt. Vieles davon ist pures Gift für den doch sehr komplizierten Organismus. Unseren Körper. Wer seinen Stoffwechsel beschleunigen möchte und damit auch abnehmen möchte. Der kommt nicht drum rum seinem Körper die dafür benötigten Energien zu liefern. Sie tanken doch auch kein Diesel, wenn Ihr Fahrzeug Superbenzin benötigt. Das klappt nicht. Am Ende ist der Motor einfach nur noch Schrott.

Ganz genau dasselbe ist es mit unserem Körper auch. Er benötigt den richtigen Brennstoff um auch richtig zu funktionieren. Wir können keine Wunder erwarten, wenn wir hier schludern. Auch wenn Fastfood oftmals noch gut schmeckt. Es funktioniert einfach nicht.

Brokkoli ein wahrer Stoffwechselbooster.

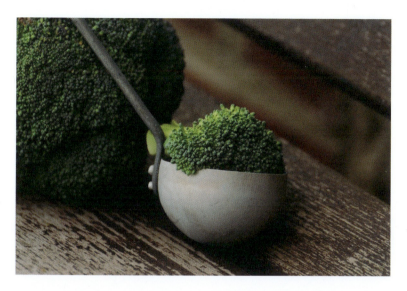

Die Kombination aus Kalzium und Vitamin C macht Brokkoli zu einem wahren Stoffwechsel-Booster wie Brokkoli haben wenige Kalorien und gesättigte Fette. Ist dafür reich an Ballaststoffen wie Vitamin C, K und A. Dazu kommen noch viele Mineralien wie Calcium, Eisen, Magnesium, Phosphor und Zink. Brokkoli reduzieren das Krebsrisiko und auch das Risiko an Herzerkrankungen. Stärkt die Knochen und reduziert Cholesterin. Außerdem besitzt Broccoli entzündungshemmende Antioxidantien.

Spinat das Superfood überhaupt.

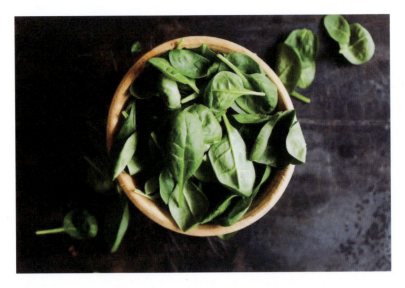

Spinat von Kinder gehasst. Schmeckt oft erst im Erwachsenenalter. Doch Spinat ist wirklich ein echtes Superessen. Spinat hat wenige Kalorien und gesättigte Fette. Ist jedoch reich an Mineralstoffen wie Eisen, Mangan, Magnesium, Kupfer und Zink. Der Verzehr von Spinat verringert das Krebsrisiko. Stärkt die Knochen. Senkt den Blutdruck und bekämpft Herz-Kreislauf -Erkrankungen sowie das Schlaganfall Risiko. Spinat hat Antioxidantien und wirkt entzündungshemmend.

Spargel gut zum Wasserlassen.

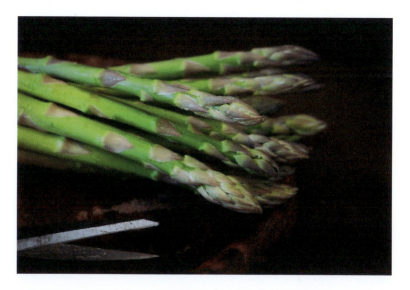

Spargel hat auch nur wenige Kalorien dafür aber umso mehr Ballaststoffe. Spargel hat dazuhin noch viele Vitamine. Es sind Vitamin A, C, E und K darin enthalten. Darüberhinaus ist Spargel ein natürliches Diuretikum und fördert das Harnlassen. Gleichzeitig noch ist er gut bei Nieren- und Blasensteinen. Zu guter Letzt verringert Spargel das Darm-, Brust- und Lungenkrebsrisiko und ist gut bei Verdauungsstörungen. Spargel schmeckt also nicht nur gut. Sondern verfügt auch noch über viele gute Eigenschaften.

Eier feuern den Stoffwechsel geradezu an.

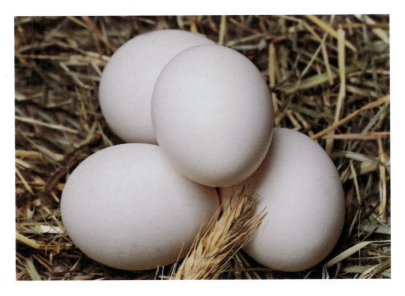

Die Aminosäuren im Eiweiß feuern den Stoffwechsel geradezu an und enthalten zudem keine Fette, Kalorien oder Cholesterin. Die Eiweißquelle Nr. eins welches das Gewebe neu aufbauen hilft und dabei repariert. Dazuhin ist das darin enthaltene Protein ein wichtiger Baustein für unsere Knochen, Zellen und Muskeln. Eiweiß enthält auch Vitamin B2, welches die Stoffwechselprozesse aktiviert und die Energiegewinnung beschleunigt. Das Protein im Eiweiß stärkt zudem noch das Immunsystem.

Getränke die den Stoffwechsel ankurbeln.

Dass wir viel trinken müssen, haben wir bereit geklärt. Doch auch hier gilt nicht alle Getränke sind erlaubt. Stilles klares Wasser ist hier die beste Wahl. Doch ist das nicht unbedingt jedermanns Sache. Manche brauchen etwas Geschmack. Das ist auch nicht wirklich ein Problem. Grüner Tee kann hier eine fantastische Lösung sein.

Grüner Tee kann reine Wunder bewirken.

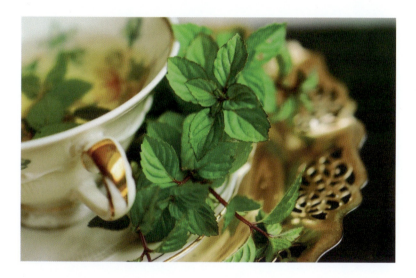

Zum Thema ausreichend Flüssigkeit möchte ich hier an dieser Stelle auf Grünen Tee hinweisen. Dass Grüner Tee das Krebsrisiko mindert ist der Medizin bereits bekannt. Weil Grüner Tee als sogenanntes Antioxidans bereits bekannt ist. Neueste wissenschaftliche Untersuchungen haben jetzt aber auch erwiesen. Dass Grüner Tee den Stoffwechsel beschleunigt. So ist dieser ganz besonders zu empfehlen. Wenn Ihnen einfaches Wasser zu fade ist. Ich persönlich bin ein richtiger Grüner Tee Fan geworden inzwischen. Gerade im Sommer mache ich mir morgens erst mal zwei Liter Grünen Tee. Lass diesen auskühlen und stelle diesen dann in den Kühlschrank. Dieser ist dann wunderbar erfrischend den Tag über. Und ist er am Abend leer. Weiß ich auch gleich, dass ich ausreichend getrunken habe.

Kaffee das falsch verstandene Getränk.

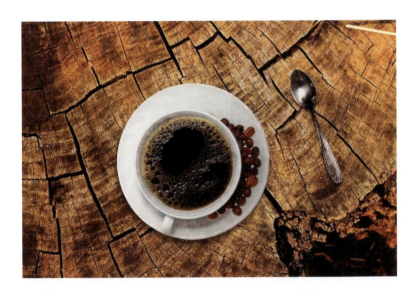

Kaffee wird, wegen seinem hohen Gehalt an Koffein, oftmals als kein gesundes Getränk betrachtet. Neueste wissenschaftliche Untersuchungen zeichnen hier jedoch ein deutlich anderes Bild. Die Stoffwechsel anregende Wirkung steht hier nun im Vordergrund. Das gilt hier jedoch nur für schwarzen Kaffee und auch ohne Zucker. Auch hat man die positiven Eigenschaften des Coffeins nun besser durchleuchtet. Kaffee ist somit eine gute Quelle für

Antioxidantien. Welche die toxischen Substanzen aus dem Körper eliminieren. Der regelmäßige Verzehr von Kaffee erhöht das Energieniveau, reduziert das Risiko von Alzheimer und hilft gegen Depression. Das sind Eigenschaften die man nicht außer acht lassen sollte.

Snacks die den Stoffwechsel ankurbeln.

Wir alle mögen es doch. Für den kleinen Hunger zwischendurch mal einen kleinen Snack einzuwerfen. Doch ehrlich gesagt macht man hier oftmals auch die größten Fehler oder Sünden. Ein Schokoriegel hier und ein Müsliriegel da. Da summieren sich die Kalorien und Zucker ist so gar nicht gut, wenn wir unseren Stoffwechsel auf Trab bringen möchten. Die gute Nachricht ist aber. Dass wir darauf nicht verzichten müssen. Wir müssen uns nur etwas umgewöhnen. Und glauben Sie mir. Wenn Sie sich hier erst mal umgewöhnt haben. Wollen Sie es gar nicht mehr anders. Es gibt hier zum einen wahre Vitaminbomben aber ebenso gute Powerbooster für den eigenen Stoffwechsel. Diese werden Sie lieben. Da bin ich mir sicher.

Ein Apfel am Tag hält den Doktor fern.

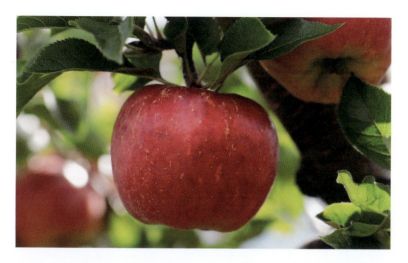

Dieses Sprichwort zeigt wie wichtig und wie gesund ein Apfel ist. Seine stark entgiftenden Eigenschaften verdankt der Apfel seinen Antioxidantien. Davon hat der Apfel ganz besonders viele. Wie beispielsweise Substanzen wie das Flavonoiden Quercetin , Epicatechin, Procyanidin. Ebenso verfügt der Apfel auch über Vitamine wie das Vitamin B2 und Vitamin C. Der Verzehr von Äpfeln kann Alzheimer- und Parkinson-Krankheiten verhindern genauso wie viele Arten von Krebs oder Herzerkrankungen. Das Pektin im Apfel regt den Stoffwechsel an, wodurch man schneller abnimmt. Der Apfel wird gern unterschätzt in seiner positiven Wirkung auf unseren Körper.

Wassermelonen halten jung.

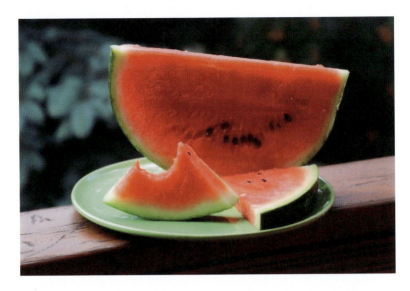

Auch Wassermelonen enthalten wenig Kalorien und Fett und einen hohen Anteil an Wasser und Elektrolyten. Wassermelonen enthalten Vitamine A, C, Kalium und Mangan. Die Antioxidantien bekämpften vorzeitiges Altern und ist dazuhin noch vorteilhaft für die Haut. Die Anti-Krebs Eigenschaft kann auf das Vorhandensein von Lycopin zurückgeführt werden. Außerdem senkt sie den Blutdruck, verringert das Herzinfarktrisiko, verbessert die Sehkraft und verhindert Nierenerkrankung, durch das ausschlämmen von toxischen Substanzen.

Gurken regenerieren die Körperzellen.

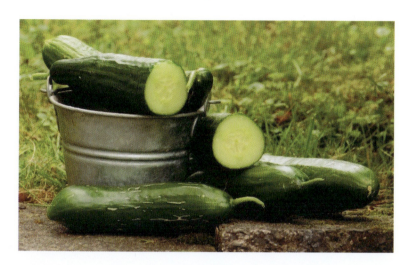

Gurken haben einen hohen Gehalt an Wasser. Sie bestehen zu etwa 96% aus Wasser. Sind kalorienarm. Enthalten dafür aber alkalischen Mineralien, die bei der Aufrechterhaltung der pH-Balance helfen. Sogar die Haut der Gurke kann man gut mitessen. Diese enthält einen Menge Ballaststoffe und Vitamine A, K und C. Die Vitamin A und C sind Antioxidantien, welche bei der Beseitigung giftiger Stoffe aus dem Körper helfen und damit viele gesundheitliche Probleme verhindern. Der hohe Wassergehalt der Gurke bringt die Körperzellen wieder in Schwung.

Erdbeeren die wahren Helfer für den Körper.

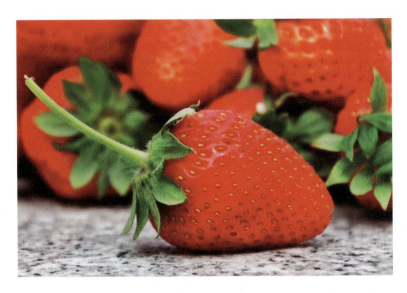

Erdbeeren sind nicht nur köstlich sondern auch vorteilhaft für die Gesundheit. Sie sind kalorienarm und reich an Ballaststoffen. Sie enthalten viel Vitamin C und Mangan. Flavonoide in Erdbeeren reduzieren das Risiko von Herzerkrankungen und verbessern das Gedächtnis. Erdbeeren verfügen über Antioxidantien, die bei der Prävention von Krebs und anderen Krankheiten helfen. Der hohe Gehalt an Vitamin C steigert das Immunsystem und ist gut für Haut und Haar. Erdbeeren enthalten auch Ballaststoffe, die bei der Verdauung helfen und den Stuhlgang stimuliert.

Würzen um den Stoffwechsel anzukurbeln.

Natürlich möchten wir unsere Hauptspeisen auch gerne würzen. Schließlich bringt das die Würze in unsere Speisen. Sie dürfen hiermit gern viel würzen. Wenn Ihnen also beispielsweise Broccoli nicht so gut schmeckt. Dann können Sie hier so richtig ordentlich viel Zitrone oder Chili reinhauen. Beim Ingwer allerdings darf man hier nicht übertreiben. Das überdeckt dann auf jeden Fall den Geschmack des Broccoli und gleichzeitig kurbelt das den Stoffwechsel noch so richtig mit an.

Zitronen die großen Helfer.

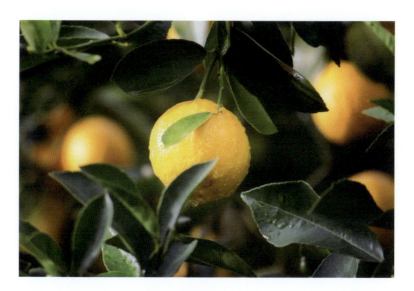

Neben der Tatsache eine gesunde Frucht zu sein. Verhilft uns die Zitrone zu einer natürlichen Entgiftungskur. Sie entgiftet die Leber, welche die metabolischen Prozesse verbessert. Wie die meisten Zitrusfrüchte ist die Zitrone eine ausgezeichnete Quelle für Vitamin C. Das steigert das Immunsystem, verlangsamt den Alterungsprozess, reduziert Stress, Herzerkrankungen und verhindert Asthma sowie Diabetes. Auch sind sie gut für Haut und Haare. Die Antioxidantien der Zitrone helfen gegen Krebs und Arteriosklerose. Zitronen regen also nicht nur den Stoffwechsel an sondern verbessern gleichzeitig auch noch den allgemeinen Gesundheitszustand. Das ist auch der Grund, warum Zitronensaft oft eine wichtige Rolle in Diäten spielt.

Chili der Schlankmacher.

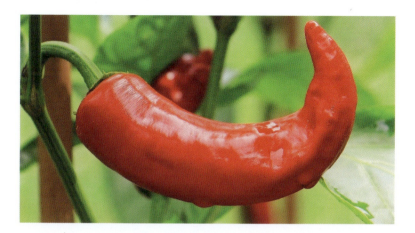

Chilischoten enthalten viele gesunde Nährstoffe. Sie können den Stoffwechsel effektiv anregen und sind eine gute Quelle für Mineralstoffe wie Kalium, Mangan, Eisen und Magnesium. Chilischoten sind auch reich an Vitamin C, welches viele gesundheitliche Vorteile hat. Als starke Antioxidantien wirkt Vitamin C vorteilhaft auf Haut und Haar und stärkt gleichzeitig das Immunsystem. Chilischoten helfen außerdem dabei Kalorien zu verbrennen. Ihre anti-infektiöse Eigenschaft hilft schon fast so wie ein Antibiotikum.

Ingwer ein echtes Wundermittel.

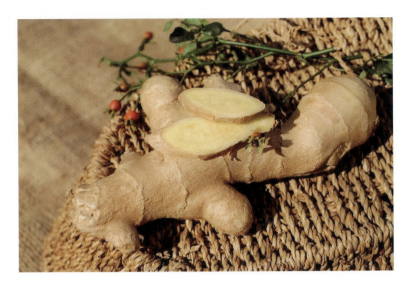

Das Einbeziehen von Ingwer in Deine Stoffwechseldiät ist eine weitere Möglichkeit den Stoffwechsel anzuregen. Ingwer kann innerhalb weniger Stunden den Stoffwechsel um einige Prozent erhöhen. Dazu hat Ingwer entzündungshemmende und antibakterielle Eigenschaften. Stress wird reduziert und die Abwehrkräfte gestärkt. Außerdem ist Ingwer bestens gegen Herz-Kreislauferkrankungen, Menstruationsbeschwerden, Erkältung und Grippe, morgendliche Übelkeit und Reisekrankheiten geeignet. Durch die entzündungshemmende Eigenschaft werden Arthritis-Schmerzen und Migräne gelindert.

Allerdings sollte ein übermäßiger Verzehr von Ingwer vermieden werden. Da es sonst zu Sodbrennen und Verdauungsstörungen kommen kann. Auch kann es zu Wechselwirkungen bei Medikamenten zu Diabetes oder

Bluthochdruck kommen. Beim Ingwer sollte man also etwas vorsichtig sein. Auch wenn die positiven Eigenschaften hier besonders hoch sind. Vorsicht ist also besser.

Einen eigenen Diätplan erstellen.

Wer jetzt einen einfachen Plan erwartet der liegt hier falsch. Ein Diätplan muss immer auch an den Mensch angepasst sein. Der eine Diät ausführen möchte. Lassen Sie mich Ihnen dazu erklären warum dies so ist. Nun jeder Mensch benötigte eine ganz individuelle tägliche Menge an Kalorien. Hier gibt es beispielsweise Unterschiede schon allein zwischen Mann und Frau. Dann benötigt natürlich ein Mann mit 1,90m Körpergröße mehr Energie als ein eher klein gewachsener Mann mit einer Körpergröße von 1,70m.

Darüberhinaus spielt der Alltag noch eine ganz große Rolle. Ein Straßenbauarbeiter verbrennt deutlich mehr Kalorien wie ein Banker der den ganzen Tag am Schreibtisch verbringt.

Alle diese Faktoren müssen wir in unseren Diätplan mit einbeziehen.

Wie berechnet man den täglichen Kalorienbedarf?

Wie schon erwähnt unterscheidet sich der Kalorienbedarf zwischen Männern und Frauen. Das liegt auch daran, dass der Stoffwechsel hier teilweise anders funktioniert.

Um unseren täglichen Grundbedarf an Kalorien die wir täglich benötigen verwenden wir nun folgende Formeln:

Grundumsatz bei Männern (Kalorien je Tag)

66,47 + (13,7 * Körpergewicht in kg) + (5 * Körpergröße in cm) – (6,8 * Alter in Jahren) = Grundumsatz

Grundumsatz bei Frauen (Kalorien je Tag)

655,1 + (9,6 * Körpergewicht in kg) + (1,8 * Körpergröße in cm) – (4,7 * Alter in Jahren) = Grundumsatz

Berechnen wir mal den täglichen Grundbedarf anhand eines Beispiels. Nehmen wir dafür eine Frau, **29 Jahre** alt, **172cm** groß und **70kg** schwer.

Dann sieht die Formel folgendermaßen aus:

655,1 + (9,6 * 70 kg) + (1,8 * 172 cm) – (4,7 * 29 Jahre) = 1.500 Kalorien

Ich habe jetzt bei der Berechnung des Grundbedarfs einfach nur die entsprechenden Daten wie Gewicht, Körpergröße und Alter in die Formel eingefügt. Damit haben wir dann ein Ergebnis erhalten in Höhe von 1.500 Kalorien. Das ist nun der Grundbedarf an Kalorien für einen Tag. Jetzt müssen wir aber noch die tägliche Bewegung mit berücksichtigen. Denn je nach körperlicher Arbeit die wir am Tag verrichten müssen unterscheidet sich natürlich auch der Kalorienbedarf. Wer beispielsweise körperlich sehr harte Arbeit verrichtet und dies Tag für Tag. Der benötigt natürlich auch mehr Kalorien wie jemand der lediglich am Schreibtisch sitzt.

Täglicher Grundumsatz an Kalorien zuzüglich PAL Wert.

Hierfür benötigen wir jetzt noch den sogenannten PAL Wert. Dafür gibt es auch eine ganz einfache Tabelle. Noch zum Verständnis PAL Wert bedeutet Physical Activity Level. Einfach gesagt. Ist das ein Wert der die tägliche Bewegung darstellt.

Körperliche Belastung beim	PAL Wert
Schlafen	0,95
Nur Sitzen oder Liegen	1,2
Ausschließlich sitzende Tätigkeit mit wenig oder keiner körperlichen Aktivität in der Freizeit, z.B. Büroarbeit	1,4 – 1,5
Sitzende Tätigkeit mit zeitweilig gehender oder stehender Tätigkeit, z.B. Studierende, Fließbandarbeiter, Laboranten, Kraftfahrer	1,6 – 1,7
Überwiegend gehende oder stehende Tätigkeit, z.B. Verkäufer, Kellner, Handwerker, Mechaniker, Hausfrauen	1,8 – 1,9
Körperlich anstrengende berufliche Arbeit	2,0 – 2,4

Wir haben im vorigen Kapitel den täglichen Grundbedarf an Kalorien ermittelt. Um nun unseren tatsächlich täglich benötigten Kalorienbedarf zu berechnen. Multiplizieren wir den bereits ermittelten Wert mit dem Faktor aus der Tabelle.

Beispiel: Arbeiten Sie im Büro dann multiplizieren Sie die 1.500 mit 1,5.

1.500 x 1,5 = 2.250

Somit kommen wir also auf einen täglichen Kalorienbedarf von 2.250 Kalorien.

Kalorienverbrauch beim Sport.

Es dürfte jedem soweit einleuchten. Dass wir beim Sport natürlich auch noch eine Menge Kalorien verbrauchen. Aus den vorigen Kapiteln haben wir einen täglichen Kalorienbedarf ermittelt. Diese Kalorien benötigen wir täglich. Kommt nun noch Sport hinzu. So benötigen wir weitere Kalorien. Die hier in der Tabelle dargestellten Zahlen. Stellen den Kalorienbedarf pro 15 Minuten nach Körpergewicht der jeweiligen Sportart dar.

Sportart	55-64 kg	65-74 kg	75-84 kg	85-94 kg	95-104 kg
Aerobic	80	96	110	125	142
Badminton	80	94	110	123	138
Basketball	114	135	153	176	197
Fußball	114	134	154	176	195
Gymnastik	54	65	72	85	95
Jogging langsam	113	132	152	165	195
Jogging schnell	165	210	241	270	300
Radfahren	83	98	113	128	145
Schwimmen (Brust)	134	158	183	206	231
Schwimmen (Kraul)	128	152	174	199	222
Spazierengehen	54	62	71	78	86
Tennis	90	107	124	140	156
Volleyball	42	50	56	64	72
Walken (leicht)	62	73	84	96	108
Walken (Power)	80	95	111	126	139
Yoga	52	60	71	78	90

Die hiermit ermittelten Kalorien sollten wir zu dem von uns bereits ermittelten Kalorien die wir täglich benötigen. An den Tagen an denen wir eine dieser Sportarten ausführen noch hinzuzählen.

Was tun wir wenn wir Abnehmen möchten?

Wie Sie jetzt bestimmt schon gemerkt haben. Müssen wir eine ganze Menge rechnen oder berechnen. Wir kommen also nicht drum rum hier ein Ernährungstagebuch zu führen. In diesem planen wir die täglichen Kalorien ganz genau. Und zwar im Voraus.

Jetzt sind wir in der Lage auch einen für uns ganz individuell passenden Diätplan aufzustellen. Wir müssen nun nur noch eines bei der Planung mit einbeziehen. Möchten wir abnehmen. So dürfen wir natürlich nicht die gesamte Kalorienzahl die wir ermittelt haben uns auch zuführen. Wir rechnen jetzt also noch ein letztes mal.

Bei unseren Berechnung anhand dem Beispiel einer Frau 29 Jahre alt, 172cm groß und 70kg schwer. Mit einem Bürojob sind wir zu einem Ergebnis von 2.250 Kalorien am Tag gekommen. Wenn wir jetzt also abnehmen möchten. Dann dürfen wir uns nur weniger als den tatsächlichen Bedarf an Kalorien zuführen. Zum Abnehmen ziehen wir von dieser Zahl also nochmal 25 bis 30% ab.

So erhalten wir einen Wert von 1.580 bis1.690 Kalorien am Tag. Zuzüglich der Kalorien die wir beim Sport benötigen.

Ich empfehle hier eher im Bereich von 1.690 Kalorien zu arbeiten. Wenn wir etwas langsamer abnehmen ist dies sehr viel angenehmer für den Körper. Aber auch für unseren Geist. Zum einen haben wir ein weniger unangenehmes Hungergefühl. Was einen Rückfall deutlich mehr verhindert. Dazuhin bekommt unser Körper aber auch die Zeit die er benötigt um sich entsprechend umzustellen. Geht man hier die Diät zu schnell an. So wissen wir bereits, dass der Jo-Jo Effekt dann umso härter zuschlägt. Und die ganze Rechnerei und Mühe war umsonst. Um dies zu verhindern geben Sie sich selbst und Ihrem Körper auch die Zeit die dieser benötigt. Dazuhin ist eher langsames Abnehmen um ein vielfaches gesünder.

Rezepte:

Ich möchte hier lediglich ein paar Rezept Beispiele zu jeder Mahlzeit am Tag aufführen. Dieses Buch ist weniger als Kochrezepte Buch gedacht. Sonder möchte Ihnen das notwendige Wissen vermitteln. Wie Sie sich ernähren können oder müssen um den Stoffwechsel wieder so richtig in Gang zu bringen.

Ein guter und schneller Stoffwechsel sorgt dafür, dass wir mehr Energie am Tag zur Verfügung haben. Wir fühlen uns also fitter und haben mehr Energie zur Verfügung. Gleichzeitig nehmen wir an Gewicht ab, wenn wir das möchten.

Das Fatburner Frühstück.

Das Fatburner Frühstück regt gleich zu Beginn des Tages den Stoffwechsel so richtig an. Das spendet Energie und macht uns munter. Dazu kann man entweder Kaffee oder auch Grünen Tee genießen. Je nachdem ob Sie Kaffee oder Tee Trinker sind. Wichtig ist hier viel Flüssigkeit zu sich zu nehmen.

Die hier aufgeführten Zutaten sind für ein Frühstück pro Person. Sind Sie also zu zweit oder zu dritt, dann multiplizieren Sie die Mengenangaben mit der Anzahl der Personen die am Frühstück teilnehmen.

Nicht umsonst gibt es das Sprichwort:

Frühstücke wie ein Kaiser.
Speise zu Mittag wie ein König.
Esse am Abend wie ein Bettler.

Nahrungsergänzungsmittel:

Zusätzlich zu einem schmackhaften Frühstück kann man den Stoffwechsel noch mit Nahrungsergänzungsmitteln unterstützen. Gleichzeitig wird das Hungergefühl noch deutlich reduziert. Für denjenigen der Abnehmen möchte ist dies genau das richtige.

Meine Empfehlung finden Sie hier:

www.die-erfolgs-strategie.de/fatburner/

Zwei Brotscheiben mit Mandelmus & Mango und Schinken & Avocado

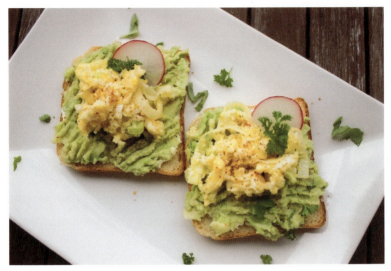

Zutaten:

- 2 Scheiben Vollkornbrot
- 1 EL Mandelmus
- 3 Scheiben Mango
- 2 EL Granatapfelkerne
- 3 Scheiben Serranoschinken
- 1/2 Avocado
- 3 Cherrytomaten

Zubereitung:

Für die süße Stulle das Mandelmus auf eine Scheibe Vollkornbrot streichen. Mango-Streifen darauflegen und Granatapfelkerne darüber streuen.

Für die herzhafte Stulle den Schinken auf der zweiten

Scheibe Vollkornbrot verteilen. Die Avocado in Streifen schneiden und darauflegen. Cherry-Tomaten halbieren und darüber geben. Mit Salz und Pfeffer würzen

Power-Porridge

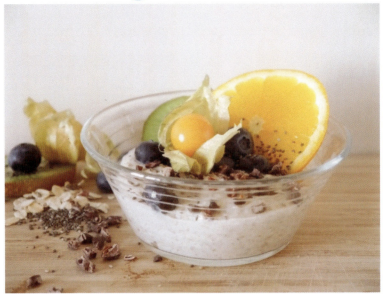

Zutaten:

- 25 g zarte Vollkornhaferflocken
- 1 EL Leinsamen
- 200 ml Mandelmilch (oder Kokoswasser)
- 100 g fettarmer Hüttenkäse
- 0,5 TL Zimt
- 1 TL Bienenpollen (bei Pollenallergie einfach weglassen)
- 1 EL gehackte Nüsse (z. B. Walnüsse oder Mandeln)
- 20 g Cranberrys
- 0,5 Apfel

Zubereitung:

Haferflocken und Leinsamen mit der Mandelmilch in einen Topf geben und bei schwacher Hitze 2–3 Minuten köcheln lassen, bis beides aufgequollen ist. Kurz abkühlen lassen.

Hüttenkäse (du kannst stattdessen auch Naturjoghurt oder Kefir verwenden), Zimt, Bienenpollen, Nüsse und Cranberrys dazugeben und gut vermischen.

Apfel in kleine Würfel schneiden und über das Porridge geben.

Der Fatburner Mittagstisch.

Ein Fatburner oder Stoffwechselbooster Mittagsessen muss in keinster Weise fade oder gar eintönig sein. Ganz im Gegenteil. Diese Ernährung ist extrem schmackhaft und auch extrem abwechslungsreich. Es ist für jeden Geschmack etwas dabei.

Auch hier sind die Mengenangaben bei den Zutaten für jeweils eine Person.

Nahrungsergänzungsmittel:

Zusätzlich zu einem schmackhaften Mittagessen kann man den Stoffwechsel noch mit Nahrungsergänzungsmitteln unterstützen. Gleichzeitig wird das Hungergefühl noch deutlich reduziert. Für denjenigen der Abnehmen möchte ist dies genau das richtige.

Meine Empfehlung finden Sie hier:

www.die-erfolgs-strategie.de/fatburner/

Rezept Gefüllte Minipaprika mit Rinderhack und Chili

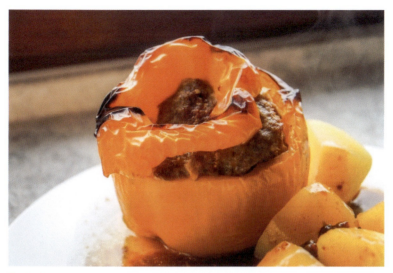

Zutaten:

- 1,67 Mini Snackpaprika
- 2 kleine Tomaten
- 0,33 kleine rote Chilischote
- 0,33 haselnussgroßes Stück Ingwer
- 0,67 Knoblauchzehen
- 0,67 EL Olivenöl
- 116,67 g Rinderhack
- Salz

- 16,67 ml Tomatensaft
- 33,33 ml Gemüsebrühe
- 26,67 g Schafskäse
- 0,17 TL getrocknete Kräuter der Provence
- schwarzer Pfeffer
- 0,67 Lauchzwiebeln

Zubereitung:

Snackpaprika waschen, halbieren und putzen. Mit der Öffnung nach oben in eine Auflaufform setzen. „Lücken" mit Tomatenhälften füllen. Chili, Ingwer und Knoblauch hacken. Öl in einer großen Pfanne erhitzen, Chili, Ingwer und Knoblauch darin anschwitzen. Rinderhack zufügen, unter Rühren krümelig braun braten und kräftig salzen.

Tomatensaft und Brühe über die Paprikahälften und Tomaten verteilen. Hack darüber geben. Schafskäse darüber bröseln. Mit getrockneten Kräutern würzen und pfeffern. Bei 200 Grad circa 20 Minuten backen. Dann den Ofen ausschalten und den Auflauf weitere 10 Minuten ziehen lassen.

In der Zwischenzeit die Lauchzwiebeln waschen, putzen und in feine Ringe schneiden. Direkt über den frisch gebackenen Auflauf streuen.

Spargel-Tagliatelle mit Minz-Pesto und Pinienkernen

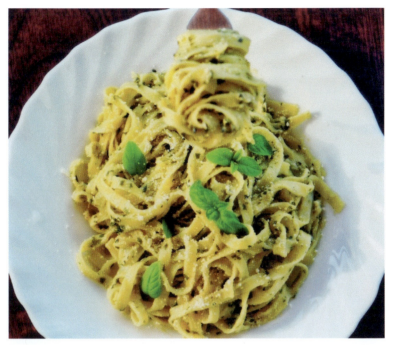

Zutaten:

- 0,25 Bund frische Minze
- 0,25 Bio-Zitrone
- 12,5 ml Olivenöl
- 0,25 TL Akazienhonig
- 7,5 g Pinienkerne
- Salz
- schwarzer Pfeffer aus der Mühle
- 0,38 kg weißer Spargel
- 5 g frisch gehobelter Parmesan

Zubereitung:

Minzblätter abzupfen. Mit etwas fein abgeriebener Zitronenschale, Olivenöl, Akazien-Honig und 20 g Pinienkernen im Mixer fein pürieren. Einige Spritzer Zitronensaft zufügen. Falls die Masse zu trocken ist, ein paar Esslöffel Wasser untermischen. Pesto mit Salz und Pfeffer abschmecken.

Weißen Spargel schälen, dann mit dem Sparschäler vom Stangenende zum Kopf hin längs in dünne Streifen schneiden oder alternativ einfach in hauchdünne Scheiben hobeln. Mit etwas Salz und Pfeffer würzen.

Spargel locker mit dem Pesto vermengen und mit restlichen Pinienkernen und Parmesan-spänen auf Tellern anrichten.

Der Fatburner Snack oder auch Abendessen.

Da wir abends wie ein Bettler essen sollten. Wäre es eigentlich besser, das Abendessen ganz ausfallen zu lassen. Allerdings weiß ich genau wie das ist, wenn man das nicht kann. Ich kann auch nicht mit ganz leerem Magen ins Bett gehen. Dann kann ich einfach nicht einschlafen. Wenn es Ihnen auch so geht. Dann empfehle ich Ihnen nach dem Mittagessen. Also am späten Nachmittag einen dieser Snacks zuzubereiten.

Auch ist dann einer der Nahrungsergänzungsmittel Tabletten des hier aufgeführten Fatburners **www.die-erfolgs-strategie.de/fatburner/** sehr hilfreich.

Mir hat der Fatburner sehr geholfen. Ich habe damit mehr als 20kg an Körpergewicht verloren. Und ganz besonders gut hat mir gefallen, dabei nicht mal Hunger zu haben. Heute brauche ich das nur noch selten. Weil ich mich an die hier im Buch angegebenen Werte halte. Ich führe jetzt nicht mehr so ganz genau mein Essenstagebuch. Rate aber wirklich jedem, der gerade damit beginnt. Dieses Mahlzeiten- und Kalorientagebuch gerade am Anfang akribisch genau zu führen. Sonst werden Sie keinen Erfolg haben. Je genauer Sie hier arbeiten und vor allem je exakter Sie die Kalorien zählen und sich an die für Sie wichtigen Kalorienwerte halten. Umso besser wird Ihr Erfolg sein.

Nahrungsergänzungsmittel:

Zusätzlich zu einem schmackhaften Snack oder Abendessen kann man den Stoffwechsel noch mit Nahrungsergänzungsmitteln unterstützen. Gleichzeitig wird das Hungergefühl noch deutlich reduziert. Für denjenigen der Abnehmen möchte ist dies genau das richtige.

Meine Empfehlung finden Sie hier:

www.die-erfolgs-strategie.de/fatburner/

Obstsalat mit Papaya und Rosinen

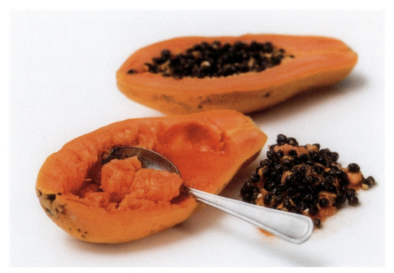

Zutaten:

• Papaya • 1 säuerlicher Apfel (z. B. Cox Orange) • 1 TL Zitronensaft • 20 g Rosinen • 1 EL gehackte Haselnüsse	• 1 TL Apfeldicksaft (oder Honig) • 50 g Dickmilch, fettarm • 1 EL Orangensaft • 1 Prise Zimt

Zubereitung:

Papaya schälen, Kerne entfernen und würfeln. Apfel waschen, trocken reiben, vierteln, entkernen und ebenfalls würfeln. Mit Zitronensaft beträufeln und mischen.

Papaya- und Apfelwürfel mit Rosinen, gehackten Haselnüssen und dem Apfeldicksaft vorsichtig mischen.

Dickmilch mit Orangensaft und Zimt verrühren. Vor dem Essen mit dem Obst-Nuss-Mix vermischen.

Fruchtriegel mit Äpfeln

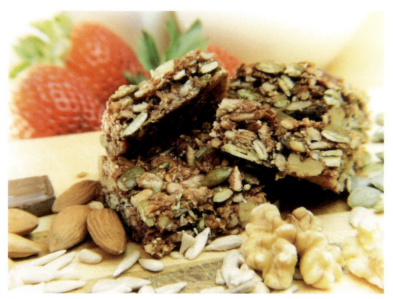

Zutaten:

- 2 Äpfel (z. B. Boskop)
- 50 g Haselnüsse
- 50 g Kürbiskerne
- 50 g Sonnenblumenkerne
- 150 g Haferflocken
- 120 g getrocknete Feigen
- 50 g getrocknete Aprikosen
- 60 g Rosinen
- 60 g Cranberries
- 150 g Vollkornmehl
- 5 EL Kokosöl
- 125 ml Apfelsaft
- 1,5 EL Zimt

Zubereitung:

Die Äpfel waschen, entkernen auf einer Reibe grob raspeln. Nüsse und Kerne grob hacken und mit Äpfeln, Haferflocken, Feigen, Aprikosen, Rosinen, Cranberries, Vollkornmehl, Kokosöl, Apfelsaft und Zimt zu einer homogenen Masse verkneten. Backofen auf 180 Grad vorheizen. Masse in ein mit Backpapier belegtes Backblech (ca. 25 x 27 cm) streichen und mit einem Messer in Riegel schneiden.
Im Backofen auf mittlerer Schiene ca. 50 Minuten backen, herausnehmen und abkühlen lassen. Luftdicht verpackt etwa 2 Wochen haltbar.

Anmerkung:

Bei diesem Rezept gilt nicht alle Riegel als einen Snack oder Abendmahlzeit zu betrachten. Ein oder zwei Riegel sind ok aber nicht mehr.

Kalorientabellen

Wenn Sie ernsthaft Ihren Stoffwechsel so richtig auf Touren möchten und dabei noch ein paar Kilo abnehmen möchte. Dann werden die Kalorientabellen und Ihr Kalorientagebuch in den kommenden Wochen zu Ihren besten Freunden werden.

Abnehmen hat zu etwas mit Ernährung und Bewegung zu tun. Aber der wichtigste Aspekt ist hier immer noch der Kopf. Zu Beginn wird es Ihnen sicherlich auch Schwer fallen. Sich an die neuen Verhaltensregeln zu halten. Das ist bei jeder Umgewöhnung für uns Menschen so. Wir sind ganz häufig in bestimmten Mustern gefangen. Die wir uns im Laufe der Jahre so angewöhnt haben. Dazu zählt auch unser Essverhalten und Bewegungsverhalten.

Hier auszubrechen ist für jeden nicht leicht. Es gibt natürlich Menschen denen es besonders schwer fällt. Während es anderen leichter zu fallen scheint.

Nahrungsergänzungsmittel:

Falls Sie zu den Menschen gehören die sich besonders schwer mit einer Umgewöhnung tun. Dann empfehle ich hier ein Nahrungsergänzungsmittel zur Unterstützung anzuwenden. Möchte jedoch an dieser Stelle auch gleich betonen. Das Nahrungsergänzungsmittel ist lediglich einen Unterstützung. Um eine Ernährungsumstellung kommen Sie nicht drum rum.

Meine Empfehlung finden Sie hier:

www.die-erfolgs-strategie.de/fatburner/

Schreiben Sie also die zu sich genommenen Kalorien gewissenhaft auf. Belügen Sie sich dabei nicht selbst. Das bringt Sie nicht ans Ziel. Je konsequenter und wichtig ehrlich man hier daran Arbeitet. Umso erfolgreicher werden Sie Ihren Stoffwechsel wieder auf Vordermann bringen. Und umso einfacher wird Ihnen das gewünschte Abnehmen fallen.

Denken Sie immer daran. Sie tun das ausschließlich für sich selbst.

Kalorientabelle für Obst.

Kalorientabelle Obst	Kalorien / 100 g
Apfel	52
Ananas	55
Aprikose	43
Birne	55
Banane	88
Blaubeeren	35
Blutorange	45
Brombeeren	43
Cranberries	46
Erdbeeren	32
Feige	107
Grapefruit	50
Granatapfel	74
Hagebutte	162
Honigmelone	54
Himbeeren	36
Ingwer	80
Kiwi	51
Kirschen	50
Litschi	66
Mandarine	50
Mango	62
Maracuja	97
Pflaume	47
Pfirsich	41
Rhabarber	21
Wassermelone	30
Weintraube	70
Zitrone	35

Kalorientabelle für Gemüse.

Kalorientabelle Gemüse	Kalorien / 100 g
Aubergine	24
Artischocke	47
Avocado	160
Blumenkohl	25
Brokkoli	35
Bohnen	25
Chili	40
Erbsen	82
Eisbergsalat	14
Fenchel	31
Gurke	15
Grünkohl	49
Karotte	36
Kartoffel	86
Kohlrabi	27
Kürbis	19
Lauch	31
Mais	108
Mangold	19
Paprika	21
Radieschen	16
Rote Bete	43
Rotkohl	29
Rosenkohl	43
Spargel	18
Spinat	23
Süßkartoffel	76
Zucchini	20
Zwiebel	40

Kalorientabelle für Fleisch.

Kalorientabelle Fleisch	Kalorien / 100 g
Bratwurst	375
Ente	375
Hirsch	375
Hähnchen-Brust	75
Kalbfleisch	94
Lamm	178
Putenbrust	111
Schinken	335
Speck	645
Rinderfilet	115
Rinderhack	212
Rumpsteak	162
Schweinefilet	171
Schweinefleisch fett	311
Schweinefleisch mager	143
Schweineschnitzel	105
Wiener Würstchen	375

Kalorientabelle für Fisch.

Kalorientabelle Fisch	Kalorien / 100 g
Forelle	50
Hecht	50
Hering	146
Lachs	137
Rotbarschfilet	111
Seelachsfilet	83
Thunfisch	144

Kalorientabelle für Milchprodukte und Ei.

Kalorientabelle Milchprodukte & Ei	Kalorien / 100 g
Buttermilch	38
Crème fraîche	292
Cheddar	403
Emmentaler	382
Edamer	251
Ei Kalorien	155
Hüttenkäse	104
Kokosmilch	136
Milch	47
Magerquark	67
Naturjoghurt	62
Sahne	204
Sauerrahm	162
Saure Sahne	115
Schmand	240

Kalorientabelle für Nudeln.

Kalorientabelle Nudeln	Kalorien / 100 g
Bandnudeln, gekocht	142
Dinkelnudeln, gekocht	128
Farfalle, gekocht	147
Tagliatelle, gekocht	159
Glasnudeln	124
Vollkornspaghetti gekocht	152

Kalorientabelle für Backwaren.

Kalorientabelle Backwaren	Kalorien / 100 g
Baguette	248
Brezel	217
Ciabatta	333
Croissant	393
Naan Brot	290
Pide	290
Pumpernickel	181
Vollkorntoast	244
Vollkornwrap	170
Zimtschnecke	384

Kalorientabelle für Alkohol.

Kalorientabelle Alkohol	Kalorien / 100 ml
Bier	43
Gin Tonic	377
Wodka	215
Wein	293

Kalorientabelle für Fast Food.

Kalorientabelle Fast Food	Kalorien / 100 g
Cheeseburger	250
Chips	539
Currywurst	288
Döner	215
Kekse mit Schokolade	512
Vegetarischer Döner	107
Pizza Margherita	199
Pizza Salami	245
Pommes	291
Hamburger	291
Nutella	547

Zusammenfassung

Lassen Sie mich hier die einzelnen Schritte zum Inhalt dieses Buches nochmal zusammenfassen. Zuerst haben wir geklärt was Stoffwechsel überhaupt ist. Es handelt sich hierbei um den Biochemischen Vorgang in den Körperzellen. Was nicht mit der Verdauung verwechselt werden sollte.

Im Anschluss haben wir auszugsweise geklärt welche Nahrungsmittel sich Stoffwechsel Fördernd auswirken. Auch was wir sonst noch tun können den Stoffwechsel anzukurbeln. Wie beispielsweise ausreichend Bewegung zu haben etc.

Danach haben wir gelernt wie groß der Grundbedarf an Kalorien unseres Körpers überhaupt ist. Und wie viel hier noch hinzu kommt je nach Beruf den wir ausüben. Dazuhin haben wir uns angeschaut wie viel Kalorien wir beim Sport verbrennen. Und zum Schluss haben wir uns noch auszugsweise die Anzahl an Kalorien in verschiedenen Lebensmitteln angeschaut.

Wie gehen wir also nun vor?

Hier möchte ich nochmal die einzelnen Schritte der Vorgehensweise aufzählen. Je gewissenhafter man die einzelnen Schritte nun abarbeitet. Umso erfolgreicher wird Ihr Handeln später auch sein. Und die Ergebnisse können sich sicherlich sehen lassen. Denken Sie immer auch daran, dass Sie dies für sich selbst machen. Es geht um Ihr Wohlbefinden, Ihre Gesundheit und Ihr Aussehen. Natürlich möchten wir anderen auch gefallen. Das ist ganz normal. Doch hier und jetzt geht es mal nur um Sie und sich selbst.

Schritt 1:

Wir berechnen den Grundbedarf der Kalorien.

Dafür geben wir unsere Daten in die dafür vorgesehen Formel ein und berechnen so unseren Grundbedarf an Kalorien.

Schritt 2

Wir ermitteln den sogenannten PAL Wert.

Nun multiplizieren wir den für uns berechneten Grundbedarf an Kalorien mit dem für uns ermittelten PAL Wert. Das war der Wert der unserer täglichen Arbeit zugrunde gelegt wird. Ein Straßenarbeiter verbrennt mehr Kalorien am Tag wie ein Büroangestellter.

Schritt 3

Wir erstellen einen individuellen Diätplan.

Jetzt erstellen wir eine einfache Tabelle oder Wochenplan. Hier tragen wir den Wert zu Beginn für jeden Tag ein.

Schritt 4

Nun verwenden wir die Kalorientabellen.

Wir erstellen uns einen Essensplan anhand der Kalorientabellen. Stellen Sie sich ein Menü zusammen was Sie gerne essen möchten. Und berechnen Sie anhand der Kalorientabellen wie viel Sie von dem jeweiligen Nahrungsmittel am Tag essen dürfen. So dass Sie Ihren Kalorienbedarf am Tag nicht überschreiten.

Schritt 5

Wir fügen die Kalorien für sportliche Betätigung in unsere Tabelle ein.

Unsere Kalorien Tabelle steht nun mit den Werten für unseren Grundbedarf und wir haben auch mit unserem PAL Wert unseren Bedarf an Kalorien zu unserem Beruf aufgestockt. Nun sollten wir bestenfalls noch drei Mal die Woche Sport mit einfügen. Die dort verbrannten Kalorien dürfen wir gern auch mal als Belohnung betrachten. Sie dürfen also für exakt den erarbeiteten Kalorienwert schlemmen und sich für Ihre Leistungen belohnen.

Schritt 6

Abnehmen oder nicht?

Denken Sie daran noch ca. 20% abzuziehen, wenn Sie abnehmen möchten. Wollen Sie aber lediglich Ihren Stoffwechsel auf Vordermann bringen. Dann dürfen Sie natürlich die gesamt benötigten Kalorien am Tag auch zu sich führen.

Hier ist zu empfehlen sich auch ausreichend zeit zu geben. Der Körper muss sich zum einen an die umgestellte Ernährung gewöhnen. Und er muss sich auch auf die niedrigere Kalorienzufuhr einstellen. Das sind für den Körper große Umstellungen und diese gehen nicht von heute auf Morgen. Wer hier zu schnell vorgeht erreicht eher das Gegenteil.

Geduld siegt hier am Ende.

Bleiben Sie hier konsequent.

Ich wünsche Ihnen viel Spaß mit Ihrem neuen Körpergefühl.

Disclaimer

Die Inhalte dieses Buches wurden anhand anerkannter Quellen recherchiert. Und auch mit großer Sorgfalt geprüft. Der Autor übernimmt keinerlei Gewähr über die Aktualität, Korrektheit, Vollständigkeit oder Qualität der bereitgestellten Informationen. Haftungsansprüche gegen den Autor, welche sich auf Schäden materieller oder ideeller Art beziehen, die durch die Nutzung oder Nichtnutzung der dargebotenen Informationen bzw. durch die Nutzung fehlerhafter und unvollständiger Informationen verursacht wurden, sind grundsätzlich ausgeschlossen, sofern seitens des Autors kein nachweislich vorsätzliches oder grob fahrlässiges Verschulden vorliegt.

© Jörg Kunkel

1 Auflage

Alle Rechte vorbehalten.

Nachdruck, auch auszugsweise verboten.

Kein Teil dieses Werkes darf ohne Genehmigung des Autors in
irgendeiner Form reproduziert, vervielfältigt oder verbreitet werden.

Kontakt: - Jörg Kunkel,- Schillerstrasse 8 - 64385 Reichelsheim –

Covergestaltung: Boris Melamet

Coverfotos: Depositphotos

Printed in Poland
by Amazon Fulfillment
Poland Sp. z o.o., Wrocław